RECHERCHES

SUR L'APPLICATION DE

L'ATTÉNUATION DES VIRUS

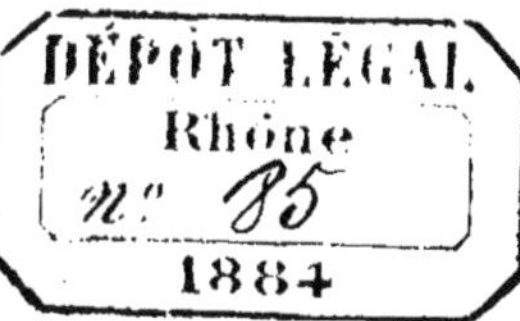

PAR LA CHALEUR

A LA PRATIQUE DES INOCULATIONS PRÉVENTIVES

PAR

M. A. CHAUVEAU

Directeur de l'Ecole nationale vétérinaire de Lyon,
Professeur à la Faculté de médecine de Lyon, etc. etc.

LYON
IMPRIMERIE DE L. BOURGEON
Rue Saint-Paul, 36.

1884

RECHERCHES

SUR

L'APPLICATION DE

L'ATTÉNUATION DES VIRUS

PAR LA CHALEUR

A LA PRATIQUE DES INOCULATIONS PRÉVENTIVES

Je vais faire connaître, sous ce titre, trois études qui ne seront pas sans utilité aux praticiens désireux de se tenir au courant de tous les travaux entrepris par l'Ecole de Lyon, sur l'application des découvertes modernes à la prophylaxie des maladies virulentes.

I

DE L'INOCULATION PRÉVENTIVE OU VACCINATION CONTRE LE SANG DE RATE AVEC LES CULTURES ATTÉNUÉES PAR LA MÉTHODE DES CHAUFFAGES RAPIDES.

Les études que j'ai entreprises et que je continue avec la collaboration de M. Wosnessenski, sur le rôle respectif de la chaleur et de l'oxygène dans l'atténuation des cultures virulentes (1) ont démontré l'énorme prépondérance du premier de ces agents et la possibilité de produire, par l'emploi exclusif des chauffages rapides, des cultures atténuées pratiquement utilisables pour l'inoculation préventive. Mais je ne me suis pas étendu sur ce dernier point, mon travail ayant exclusivement pour but de résoudre, au point de vue scientifique pur, l'importante question de l'influence du principal facteur de l'atténuation virulente. Il ne me semblait pas, du reste, très urgent de m'attacher à la question des applications pratiques, en présence des excellents résultats obtenus avec le procédé d'atténuation de M. Pasteur, résultats qui répondent et suffisent à presque toutes les exigences.

Mais j'aurais méconnu les véritables intérêts de la Science, si j'avais continué à négliger l'étude de l'utilisation pratique de la méthode des chauffages rapides. Les résultats de cette étude, dussent ils révéler, dans le cas spécial du charbon, une grande infériorité sur les méthodes déjà avantageusement exploitées, ne pouvaient-ils néanmoins fournir d'importants documents, capables d'éclairer la question générale de l'atténuation virulente et des inoculations préventives ?

Je commencerai par rappeler, en peu de mots, la succession des opérations qui m'ont permis de rendre les cultures charbonneuses inoffensives, en faisant intervenir l'action de la chaleur : 1° ensemencement, avec une goutte de sang charbonneux frais, d'un matras contenant du bouillon de poulet très clair ; 2° exposition du matras pendant vingt heures environ dans un thermostat, maintenu à la

(1) *Journal de médecine vétérinaire et de zootechnie*, année 1883 n° de mars, page 113 et suiv.; n° de juin, page 281 et suiv.

température constante de + 43°, pour le développement de la semence en mycélium fragmenté dépourvu de spores ; 3° chauffage de la culture pendant trois heures dans un thermostat à + 47°, chauffage destiné à produire l'atténuation de la virulence du mycélium. La culture est alors prête à servir de semence pour un grand nombre d'autres cultures de deuxième génération, qui seront appliquées aux inoculations préventives. Cette seconde partie de l'opération se décompose dans les temps suivants : 1° ensemencement des nouveaux matras avec une ou deux gouttes de la première culture atténuée ; 2° exposition pendant cinq à sept jours dans un thermostat à + 35°-37°, pour le développement du mycélium et sa transformation en spores déjà atténuées ; 3° chauffage à + 80° pendant une heure pour compléter l'atténuation des spores.

Je rappellerai encore que la culture de première génération peut aussi fournir directement ces spores atténuées, quand on la soumet à la température eugénésique après le chauffage à + 47°.

Depuis le mois de mai 1882 jusqu'au mois de septembre, j'ai inoculé, avec ces liquides de cultures spéciales dont les spores étaient atténuées par le chauffage à + 80°, un très grand nombre de moutons. Aucun n'a succombé, et, dans tous les cas, je me suis assuré par une troisième culture que ces spores inoffensives avaient conservé toute leur activité prolifique.

Mais ce qui intéresse surtout, c'est de savoir si ces moutons avaient acquis un certain degré d'immunité, autrement si l'inoculation avait exercé sur eux une influence préservatrice. Le fait n'est pas douteux ; il m'a été démontré, à maintes reprises, d'une manière très éclatante, dès le début même de mes expériences, par les résultats d'une seconde inoculation pratiquée avec du virus fort. C'est une épreuve à laquelle je n'ai soumis qu'un très petit nombre de sujets, sept en tout, choisis parmi ceux que la première inoculation avait rendus très sensiblement malades. Or, dans les sept cas, les moutons ont parfaitement résisté à l'action du virus fort.

Il est certain que tous les sujets n'auraient pas présenté la même résistance ; la majeure partie de ceux sur lesquels la première inoculation n'avait produit que des effets aussi légers qu'éphémères auraient, à coup sûr, succombé après l'inoculation d'épreuve ; mais le résultat obtenu sur les sujets choisis était assez net pour faire penser qu'il eût été possible de rendre tous les moutons inoculés également réfractaires. C'est le but que je me suis proposé dans mes recherches ultérieures. Pour l'atteindre, j'ai eu recours au procédé dit de la vaccination double, introduit dans la pratique par M. Pasteur. Je n'exposerai pas tous mes tâtonnements pour réaliser les meilleures conditions d'application du procédé. Voici la manière d'opérer qui m'a paru la plus convenable. Au lieu de chauffer en masse tout le liquide dit *vaccinal* contenu dans chaque matras, j'en fait deux parts égales ; l'une d'elles seulement est chauffée à + 80° ; l'autre est conservée telle quelle. Celle-ci, avec son atténuation primitive faible, est dans les meilleures conditions pour servir de ce que M. Pasteur appelle le *deuxième vaccin* ; celle-là, dont l'atténuation est completée par le chauffage à + 80°, sert de *premier vaccin*.

L'essai de ce procédé a été tenté sur dix moutons. Après la première inoculation, aucun n'a succombé et n'a même été sensiblement malade. La seconde inoculation, retardée par le fait de diverses circonstances, n'a pu, malheureusement, être faite que deux mois juste après la première ; elle ne parut pas éprouver davantage les sujets d'expérience. Cependant l'un deux mourut tardivement du sang de rate. Enfin l'opération décisive, l'inoculation d'épreuve avec le virus très actif d'une culture normale, fut pratiquée trois semaines après la seconde vaccination, puis réitérée le sixième jour avec du sang très virulent, répétée enfin une troisième fois toujours avec du sang charbonneux très riche en bâtonnets. Le succès fut complet. Malgré cette accumulation de virus extrêmement actif, les neuf survivants résistèrent tous parfaitement. Ces moutons étaient donc bien en possession d'une immunité parfaite.

Les résultats si favorables de cet essai donnaient la preuve que la méthode des chauffages rapides pouvait être appliquée avec succès à la pratique des inoculations préventives et méritait d'être étudiée à ce point de vue. Cette étude nouvelle, objet de recherches multipliées, m'a permis de déterminer les conditions grâces auxquelles on peut entreprendre avec autant de facilité que de sûreté l'application pratique de la méthode; en ce qui concerne la préparation des cultures aussi bien que leur mode d'emploi.

Comme milieu de culture, je continue à me servir de bouillon de poulet léger et clair, préparé avec une partie de viande au plus pour cinq parties d'eau. Un milieu plus riche m'a paru moins apte à la réussite de l'atténuation.

Pour obtenir la semence, je féconde toujours le matras où elle doit se faire avec du sang frais de cobaye et je ne prolonge jamais la culture au delà de vingt heures, la température étant maintenue aussi exactement que possible à + 43°. L'expérience m'a enseigné que c'est dans la période comprise entre la douzième et la vingtième heure de la culture que le mycélium fragmenté qui en résulte est le mieux disposé à subir l'atténuation par le chauffage rapide. Souvent alors le mycélium est peu abondant, mais ce n'est pas une condition défavorable à l'utilisation de la culture.

C'est à la température de + 47° que j'expose pendant trois heures le mycélium de cette culture pour y déterminer l'atténuation fondamentale. Il ne faut jamais descendre au-dessous de cette température, mais on peut sans inconvénient, peut-être même avec un certain avantage, monter jusqu'à + 49°.

Une précaution importante doit être prise pour les cultures de deuxième génération qui fournissent la matière dite vaccinale. Cette précaution est relative à la masse du milieu de culture et à l'épaisseur de la couche liquide qu'il forme au fond des matras. Si l'on n'a soin de veiller à ce que cette couche soit également épaisse dans tous les récipients, on s'expose à obtenir des résultats fort divers. Le résultat qu'on peut appeler *normal* s'observe communément dans les matras Pasteur, du modèle ordinaire le plus grand, garnis de 20 gr. de bouillon. La culture qui résulte de l'exposition de ces matras à la température + 35°, + 37°, pendant cinq à sept jours, est généralement plus ou moins riche en belles spores, douées d'un commencement d'atténuation et surtout de la propriété de s'atténuer davantage sous l'influence du chauffage à + 80°. Mais, si les matras ne contiennent qu'une très petite quantité de bouillon ne formant qu'une couche mince au fond du récipient, le dévelopement, qui marche plus vite, aboutit rapidement à une abondante formation de spores dans lesquelles l'aptitude à l'atténuation est très faible.

C'est là, du reste, un fait très général et qui mérite mieux qu'une mention incidente à propos des cultures atténuées du charbon. Je me bornerai à dire en ce moment que l'influence des milieux de culture en couche mince, influence toujours très évidente, ne s'exerce pas constamment dans le même sens et peut varier avec les autres conditions de l'expérience.

Quelles que soient les précautions prises pour réaliser de tous points l'égalité des conditions des cultures, on n'est pas néanmoins absolument sûr d'arriver dans tous les cas au même degré d'atténuation. Pratiquement, les différences sont, en général insignifiantes; toutefois, il peut se rencontrer des cas exceptionnels, où les spores sont trop actives pour servir à une deuxième inoculation préventive, sans avoir subi un court et léger chauffage préalable.

Pour éviter les dangers créés par ces exceptions, ne devrait-on pas ériger en principe général ce chauffage des cultures destinées à la deuxième inoculation préventive? Ces dangers ne m'ont paru, dans mes expériences, ni assez fréquents, ni assez redoutables pour qu'on se prive du bénéfice de la grande solidité de l'immunité qui est conférée par l'inoculation avec les cultures non chauffées. On verra que je modifierai cette conclusion pour d'autres conditions des liquides dits *vaccinaux*; mais avec les conditions actuelles, c'est le premier vaccin seul que je soumets au chauffage rapide pour communiquer aux spores le complément d'atténuation dont elles ont besoin. J'ai essayé les températures comprises entre + 78° et + 83°. C'est décidément le chauffage à + 80°, + 82°, pendant une heure et demie, une heure, qui convient le mieux à l'acquisition de cette atténuation. Au-dessous, l'action atténuante n'est pas assez énergique. Au-dessus, elle l'est trop, et l'on est exposé même à tuer complètement les spores, qui deviennent alors incapables de se développer dans un nouveau milieu de culture.

Sur les procédés d'inoculation, je n'ai que peu de chose à dire. J'emploie, comme M. Pasteur, l'injection sous-cutanée des liquides atténués, mais à la dose de deux gouttes seulement pour chaque inoculation sur les animaux de l'espèce ovine, et de quatre gouttes pour ceux de l'espèce bovine. Ces derniers sont inoculés à la face externe de l'oreille, région excellente, où l'on est assuré de ne point produire les œdèmes graves qui ont si souvent alarmé les vaccinateurs quand ils se sont adressés à d'autres régions. Pour les moutons, je choisis indifféremment cette même région de l'oreille ou la face interne de la cuisse.

On a vu, dans mon expérience d'essai, que j'avais laissé écouler deux mois pleins entre la première et la deuxième inoculation préventive. C'est trop, et cependant celle-ci n'a entraîné la mort que d'un seul mouton. Si elle eût été faite au bout de quinze jours, nous n'aurions même pas eu cet unique accident. J'estime cependant, d'après quelques faits comparatifs que j'ai pu rassembler, qu'avec les matières présentement employées, ce terme pourrait peut-être s'étendre jusqu'à vingt ou trente jours.

Pour compléter ces renseignements, je dirai quelques mots des avantages et des inconvénients pratiques de la méthode.

Si l'on veut apprécier la valeur pratique d'une méthode d'inoculation préventive, il faut l'envisager au triple point de vue de la facilité d'exécution, de l'innocuité des opérations, de la solidité du résultat poursuivi : la conquête de l'immunité.

Au point de vue de la facilité d'exécution, on peut affirmer que la méthode est entre les mains de tout le monde : j'entends de toutes les personnes qui sont initiées aux principes élémentaires et à la pratique des cultures virulentes et qui possèdent l'outillage commun, très simple du reste, nécessaire à cette pratique. Je ne crains pas d'affirmer que ceux qui le voudront réussiront partout, aussi bien qu'on le fait dans mon laboratoire, à produire en grande quantité les cultures atténuées destinées à la pratique des inoculations préventives. Il suffira de suivre les indications que j'ai données et qui, toutes, peuvent être réalisées facilement avec une grande précision. Nulle des opérations à faire n'est, à proprement parler, délicate. Une seule, le chauffage des spores à + 80°, nécessite un outillage spécial, pour être bien exécutée, si l'on veut agir à la fois sur bon nombre de cultures.

Relativement à l'innocuité des inoculations, les faits que j'ai signalés et bien d'autres séries d'expériences dont je n'ai pas parlé, parce que chacune ne comprenait qu'un trop petit nombre de sujets, prouvent que la méthode ne paraît le céder à aucune autre. Je dirais même, si je ne m'étais imposé une réserve systématique, qu'elle possède un avantage particulier. Le vice commun de toutes les cultures charbonneuses fortement atténuées, quel que soit le procédé employé pour les produire, c'est de n'avoir qu'une activité fugitive. Mes propres cultures n'échappent pas à cette infirmité, mais il m'a paru qu'elle y est moins prononcée que dans les cultures préparées par la méthode de M. Pasteur. Un moment même, j'ai pu croire que les cultures chauffées à + 80° pourraient encore jouer efficacement le rôle de premier liquide vaccinal six semaines au moins après leur préparation. Tous mes essais témoignaient dans ce sens, lorsqu'une dernière expérience, disposée avec le plus grand soin, est venue me démontrer que la seconde inoculation, celle du liquide non chauffé, pouvait tuer alors la moitié des animaux. On ne peut donc assigner un aussi long terme à la durée certaine de l'activité du premier liquide vaccinal. Il faut ramener cette durée à trente, peut-être même à vingt jours, mais vingt jours bien assurés, par tous les temps, dans toutes les saisons. C'est déjà quelque chose.

Est-ce au moins une immunité bien solide que celle qui est communiquée au mouton ou au bœuf par ces liquides de culture ? Je l'affirme. La méthode, sous ce rapport, peut soutenir avantageusement la comparaison avec toute autre méthode. Cette grande solidité, constatée expérimentalement en maintes circonstances, tient à la grande activité du second liquide dit *vaccinal* ; non chauffé, ce liquide se rapproche beaucoup des virus forts, et ne peut faire autrement que de produire une profonde impression sur l'économie des animaux.

Naturellement l'emploi de ce virus, relativement peu atténué, expose davantage aux risques de pertes par l'inoculation préventive. Mais il ne faut pas chercher à se faire illusion sur les relations établies entre la solidité de l'immunité et l'innocuité des opérations qui déterminent cette immunité. Ce sont deux avantages qui marchent nécessairement en sens inverse ; on ne peut renfoncer l'un sans affaiblir l'autre. Rien de plus facile que de faire des cultures atténuées, dont l'inoculation est pour ainsi dire toujours inoffensive ; mais alors l'immunité qu'elles confèrent n'est ni très forte ni tres durable. Rien de plus facile également que de communiquer aux animaux une excellente immunité, mais à la condition d'employer des virus dont l'atténuation n'est pas assez prononcée pour n'entraîner aucun risque de mort. L'idéal consisterait à conférer l'immunité la plus forte et la plus durable sans s'exposer à perdre des animaux par l'inoculation ou, plus exactement, en s'exposant seulement à des chances de pertes insignifiantes. Je vais faire connaître le résultat des tentatives que j'ai faites pour obtenir ce résultat.

II.

De la préparation en grandes masses des cultures atténuées par le chauffage rapide, pour l'inoculation préventive du sang de rate.

On ne peut douter, après les expériences dont je viens de faire connaître les résultats, que la méthode du chauffage rapide ne puisse être exploitée couramment pour la préparation des cultures atténuées, propres aux inoculations préventives. Ces résultats, répéterai-je, sont très satisfaisants et cependant j'ai cherché à améliorer les conditions d'utilisation pratique de la méthode, en adoptant un procédé de culture à l'aide duquel on peut préparer, d'un seul coup, dans le même réservoir, la quantité de virus nécessaire pour pratiquer, sur *quatre à huit mille moutons*, la double inoculation préventive. Je ne saurais dire encore si je suis arrivé à satisfaire les différents désidérata que j'avais en vue ; mais en tous cas, le procédé mérite une place spéciale dans l'étude générale de la culture des virus atténués.

Le principal avantage de ce procédé, mis en œuvre avec le concours de M. Wosnessenski, par les moyens que je vais exposer tout à l'heure, c'est de permettre des essais préalables avec chaque culture massive. Par ces essais, on détermine, dans chaque cas, le degré de chauffage auquel on devra soumettre les deux liquides d'inoculation pour leur communiquer le minimum d'atténuation utile. On peut ainsi ne pas dépasser la mesure, ni rester en deça, et créer une solide immunité en s'exposant au moins de risques possibles.

C'est grâce au passage continu de l'air à travers ces grandes cultures qu'on parvient à les mener à bien.

Voici comment je procède :

Comme pour les cultures en petits matras, l'opération comprend deux séries de temps : ceux qui servent à la préparation de la semence atténuée et ceux qui sont consacrés au développement de cette semence et à l'atténuation complémentaire des spores qui en résultent.

Les premiers temps sont la reproduction exacte de ceux des petites cultures : on projette une goutte de sang frais infecté pris sur un cobaye, dans un ballon contenant vingt grammes de bouillon stérilisé et l'on cultive vingt heures à la température + 43° ; puis on chauffe la culture pendant trois heures, à + 47°, 49°, plutôt 47° que 49° : voilà la semence préparée.

La deuxième série des manipulations se fait dans des récipients de un ou deux litres, suivant qu'on veut préparer le virus nécessaire à l'inoculation de 4.000 ou de 8.000 moutons. Ces récipients sont des flacons de chimie, en verre, à trois tubulures, remplis aux 5/6 de bouillon stérilisé. La tubulure médiane est garnie d'un tube plongeant, qui descend en s'effilant jusqu'au fond du vase ; c'est par ce tube, pourvu à son extrémité extérieure d'un tampon de coton, que l'air s'introduit dans le liquide en fines bulles, pour y barbotter plus ou moins activement. Des deux tubulures latérales, l'une donne naissance à un tube abducteur, fermé aussi par un tampon de coton ; ce tube est mis en rapport avec un appareil aspirateur. A la troisième tubulure est adapté un tube effilé qui sert à vider le flacon.

C'est par ce dernier tube, et en aspirant par la deuxième tubulure qu'on introduit la semence, dans la proportion de une goutte environ pour dix grammes de liquide de culture, soit 8 grammes de semence pour une culture de 1,600 grammes, dose que l'on peut doubler et même tripler si la semence est pauvre. Après l introduction de la semence, le tube est fermé à la lampe.

La culture, ainsi préparée, est placée dans un thermostat à + 35°, 37°. Le développement y serait pénible, c'est-à-dire lent et incomplet, si elle était abandonnée au repos. Mais quand le jeu de l'aspirateur y détermine le passage continu de l'air, elle devient le siège d'une abondante prolifération. En une semaine, l'évolution est généralement terminée et aboutit à une riche formation de spores, que le chauffage achèvera d'atténuer.

Pour mettre chacun à même de vérifier et d'exploiter la valeur de ce procédé de culture, sans passer par de longs tâtonnements, je vais donner de courtes indications complémentaires sur un certain nombre de points.

Liquide de culture. — Je n'ai pas encore résolu la question du choix du liquide qui convient le plus aux grandes cultures. Celles que j'ai le mieux réussies, jusqu'à présent, ont été faites dans un flacon d'un litre garni de bouillon de poulet (une partie de viande maigre pour quatre à cinq parties d'eau).

Aération. — L'aspiration doit entretenir un courant d'air très régulier, à travers le liquide de culture, à raison de un litre ou un litre et demi par heure. C'est assez, surtout si l'on a soin, matin et soir, d'agiter le flacon avec précaution.

Température du thermostat. — Plus on se rapproche de la température + 40°,5, qui est encore suffisamment eugénésique, plus on a chance d'obtenir une bonne atténuation primitive de la culture; mais on s'expose davantage aux risques de développement pénible. J'ai fait comparativement deux cultures préparées avec la même semence et le même liquide traversé par la même quantité d'air, mais l'une à + 35°, l'autre à + 40°. Celle-ci a été sensiblement plus atténuée que l'autre, quoiqu'il fut impossible de constater des différences appréciables dans les caractères morphologiques des éléments virulents. Je conseillerai donc l'emploi d'une température assez rapprochée de + 40°, mais sans en faire une condition fondamentale, vu la facilité qu'offre le procédé de compléter autant qu'on veut l'atténuation.

Résultats des cultures — Le développement commence plus ou moins tôt ; il est parfois à peine visible au bout de vingt-quatre heures. Des nuages blancs floconneux troublent le liquide et lui communiquent une légère teinte laiteuse opaline. Les progrès de la culture, en y faisant développer les spores, changent cette couleur en une teinte gris-jaunâtre caractéristique. Malgré l'agitation, entretenue par le passage continu de l'air, les produits de la culture tombent en grande partie au fond du vase : voilà pourquoi il est bon d'agiter de temps en temps.

L'étude microscopique de ces cultures a été faite aux diverses périodes de l'évolution. Au début, on ne trouve que le mycélium type fragmenté, ou en forme de longs filaments, isolés ou enchevêtrés, les uns dans les autres, à protoplasme homogène. Plus tard se montrent, comme dans les cultures ordinaires, quelques spores, dont le nombre peut se multiplier graduellement. Mais,en général, avant de fournir les spores, le mycélium se décompose en fragments irrégulièrement dodus, renflés souvent en forme de sporanges, fragments tout à fait libres ou réunis en petites masses dans lesquelles on distingue difficilement les limites des éléments primitifs. Il peut arriver que les spores qui se développent dans ce protoplasme modifié n'aient pas, toutes, les caractères considérés comme normaux; on en trouve de dimensions diverses ; quelques unes sont fort petites. De plus, ces spores s'agglutinent souvent ensemble de manière à former des amas plus ou moins irréguliers, où elles paraissent très déformées. J'ai cru, au premier abord, que cette déviation de développement impliquait une altération des propriétés fondamentales du virus. Il n'en est rien ; néanmoins il est à peu près sûr que l'aptitude à l'atténuation n'est pas également développée dans ces spores disparates et que le chauffage n'a pas sur toutes une influence uniforme ; en sorte que les cultures où se remarquent ces caractères particuliers de la sporulation ne doivent être utilisées qu'avec défiance pour l'inoculation préventive. (1)

Comparaison des grandes et des petites cultures. — Dans tous les cas où j'ai préparé des grandes cultures, avec passage continu d'air, j'ai eu soin d'installer comparativement les petites cultures ordinaires, avec même liquide, même semence, même température. Les différences de conditions ne portaient que sur la masse cultivée et la manière dont celle-ci était

(1) Dans les cultures ordinaires, on observe aussi fréquemment la réunion des courts bâtonnets en petites masses irrégulières, où les spores se développent, en apparence au hasard, sans qu'on puisse distinguer si le développement se fait entre les bords limités de tel ou tel fragment de mycélium.

mise en contact avec l'oxygène atmosphérique. Indépendamment des différences morphologiques que ces différences de conditions peuvent déterminer dans les deux sortes de cultures, j'ai toujours trouvé entre elles une notable différence d'activité. Ce sont les grandes cultures qui, dans tous les cas, ont manifesté la moindre atténuation. Le liquide des petites cultures chauffé à + 80° s'est toujours montré inoffensif sur le mouton, comme dans mes premières expériences. Quant au liquide des grandes cultures correspondantes, le chauffage à + 80° est loin d'avoir sur lui la même influence atténuante. Dans les lots de moutons inoculés avec ce liquide, il y a eu le plus souvent des pertes qui ont varié de 1/6 à 1/2. Ainsi l'intervention plus active de l'air, dans les grandes cultures, n'augmente pas l'atténuation ; tout au contraire, l'activité des spores est encore telle que, dans le plus grand nombre des cas, on ne pourrait les employer sans chauffage préalable pour servir à la deuxième inoculation préventive, ce que l'on peut faire, sinon toujours, au moins le plus souvent, avec les spores des petites cultures.

Ajoutons que le défaut d'homogénéité qui s'observe parfois dans les produits des grandes cultures ne se manifeste pas dans les petites cultures bien conduites. Aussi celles-ci paraissent-elles s'atténuer, en général, d'une manière plus uniforme, quand on les soumet au chauffage et gardent-elles, au moins pour le moment, une évidente supériorité sur les autres, au point de vue des applications à l'inoculation préventive.

Du degré de chauffage auquel il faut soumettre les liquides des grandes cultures pour y compléter l'atténuation. — Voici comment on procède aux essais préalables, à l'aide desquels on détermine la mesure dans laquelle le chauffage doit intervenir, pour produire l'atténuation qui rendra la matière propre à la double inoculation préventive.

Il suffit d'extraire du flacon, après avoir bien agité, une certaine quantité de liquide. On la répartit entre une dizaine des petits récipients tubulaires utilisés par M. Pasteur pour la distribution du liquide vaccinal. Ceux que j'emploie n'ont qu'une capacité de vingt centimètres cubes, et il suffit de les remplir à moitié. On peut aussi se servir de petits matras à cultures. Ces parcelles servent à expérimenter l'influence du chauffage à partir de 80°, 81°, jusqu'à 89°, 90°. On place les récipients, soit dans un bain d'eau, soit dans une bonne étuve à air. Chacun d'eux est maintenu pendant une heure bien complète à la température voulue, et la culture s'atténue ainsi plus ou moins suivant cette température. Pour apprécier le degré respectif d'atténuation de ces liquides, on fait une première opération très simple, l'ensemencement de petits matras ordinaires, chacun avec une goutte de culture. Mis à l'étuve, ces matras font connaître ceux des liquides auxquels le chauffage a fait perdre toute faculté prolifique. On sait ainsi qu'il faut exclure les températures correspondantes et choisir parmi les autres.

A la rigueur, cette indication peut suffire : on adopte pour le chauffage du premier liquide vaccinal, la température la plus rapprochée de celle qui fait disparaître toute activité prolifique, et pour le chauffage du deuxième liquide une température inférieure de deux degrés à la première. Ce sont là des liquides vaccinaux avec lesquels on obtient le maximum de sécurité pour la pratique des inoculations préventives. L'immunité ainsi communiquée est-elle suffisante ? Oui, d'après mes expériences. Mais la preuve certaine n'en peut être donnée que par les résultats d'une pratique étendue.

En abaissant d'un degré encore, pour chaque liquide, la température du chauffage, l'immunité communiquée est probablement d'une plus grande résistance ; peut-être est-ce celle qu'il faut rechercher, malgré les chances de pertes auxquelles expose la plus grande activité des virus. Il est facile, du reste, d'en faire l'essai sur un lot de moutons. Quand il s'agit d'une quantité de virus suffisante pour l'inoculation préventive de 4 à 8.000 moutons, on peut bien s'engager dans quelques dépenses préalables, pour déterminer le degré auquel il faut amener l'atténuation.

Ce qui rend ces épreuves, tout au moins celles qui consistent en cultures d'essai, indispensables pour chaque cas particulier, c'est que, même en se plaçant dans des conditions identiques, on n'est jamais sûr d'obtenir des cultures également atténuées dans leur virulence. Les différences qu'on observe sont plus marquées qu'avec la méthode des petites cultures. J'ai eu des cultures dont la faculté prolifique n'était pas éteinte par le chauffage à 88°, d'autres où cette faculté avait été détruite par la température 86°. Il est donc nécessaire de déterminer pour chaque cas le degré de chauffage qu'il faut adopter. Dans la plupart des circonstances, je me suis trouvé bien du chauffage à 84° pour la première inoculation préventive et à 82° pour la seconde. D'autres fois les cultures chauffées à 80° constituaient un très bon premier liquide vaccinal, le second étant formé par la culture non chauffée ou chauffée seulement à + 78°. Ce sont là de grands écarts ; mais, d'après mes observations actuelles, ils sont appelés à diminuer ; la possession plus parfaite des procédés tend à en rendre les résultats plus uniformes.

Mode de chauffage. — Ce point a une grande importance, parce que le chauffage atténuant des virus doit être fait avec une grande précision. Or tous les procédés sont loin de fourn'r des résultats sur l'exactitude desquels on puisse également compter, surtout si le chauffage porte à la fois sur une notable quantité de doses de virus. De plus, ces résultats peuvent être influencés par diverses conditions, dépendant de la nature du liquide virulent, de sa masse, etc.

Pour m'en tenir aux virus des grandes cultures, je dirai que le meilleur milieu chauffant est l'eau, dans laquelle il est si facile avec un bon régulateur d'entretenir une température constante. Les tubes entre lesquels on a distribué la matière vaccinale, à la dose de dix grammes par tube, sont bouchés, ficelés, plongés en plein dans le milieu chauffé et portés ainsi à la température atténuante dont on a à l'avance déterminé le degré.

Deux procédés sont en présence pour l'exécution du chauffage au sein de l'eau :

1° Ou bien, on agit avec une très grande masse d'eau portée préalablement et entretenue à la température voulue. Celle-ci baisse nécessairement au moment de l'immersion ; mais elle se relève promptement, si le foyer est suffisant.

2° Ou bien la masse du liquide chauffant est faible ; on peut alors y placer les tubes avant de chauffer et élever le tout rapidement et graduellement à la température convenable.

Dans tous les cas, celle-ci doit être maintenue pendant une heure. L'action du chauffage m'a paru régularisée et favorisée, si l'on agite les tubes à virus de temps en temps, sans les sortir de l'eau et sans troubler l'équilibre de température.

C'est le premier procédé, de beaucoup le plus commode, que j'emploie couramment. Le second est peut-être le plus favorable à la production uniforme de l'atténuation ; mais il exige, avec un bon instrument, une scrupuleuse surveillance, pour le réglage de la température, afin d'arrêter celle-ci au point exact sans oscillations ni tâtonnements préjudiciables au résultat de l'opération.

Durée de la conservation de l'activité des grandes cultures. — Les masses de liquide atténué fourni par les grandes cultures m'ont procuré une fois de plus l'occasion de constater, d'une manière générale, que la durée de la conservation des propriétés de ce liquide marche en raison inverse de l'intensité de l'atténuation.

Le fait se constate même avec les cultures non chauffées. Lorsque leur activité virulente est encore très grande, celle-ci se conserve presque aussi bien que dans les virus forts : c'est le cas de mes premières grandes cultures qui remontent à la fin du printemps dernier, et qui, au milieu de décembre se sont montrées à peu près aussi actives qu'au moment de leur préparation. D'autres, qui étaient à ce moment relativement peu actives, ont au contraire perdu beaucoup plus proportionnellement, même à la fin du deuxième mois.

Que si les cultures ont été chauffées pour complément d'atténuation, les mêmes faits se reproduisent avec des caractères encore plus marqués. Je viens d'essayer des liquides chauffés depuis quatre mois et demi ; les résultats ont été à peu près identiques à ceux que j'avais obtenus immédiatement après le chauffage et qui dénotaient la possession d'une virulence encore assez active. Par contre, une culture naturellement très atténuée et chauffée de manière à être rendue absolument inoffensive, aussi bien sur le cobaye que sur le mouton, n'était plus capable, vingt-quatre jours après le chauffage, de communiquer à cet animal le même degré d'immunité qu'au moment où le chauffage avait eu lieu.

Au point de vue de l'utilisation pratique des grandes cultures atténuées par le chauffage, il faut tenir le plus grand compte de ces faits. Ils prouvent qu'il n'y a aucun fond à faire sur la conservation prolongée de la faculté prolifique des spores de grande culture chauffées au degré voulu pour constituer un premier vaccin inoffensif, ainsi que de leur aptitude à communiquer un premier degré d'immunité. Entre les grandes et les petites cultures, il ne me paraît exister sous ce rapport aucune différence sensible.

Valeur pratique du système d'inoculation préventive avec les grandes cultures atténuées par le chauffage. — Au cours des nombreux essais que j'ai faits pour déterminer les meilleures conditions d'application de ce système, j'ai inoculé bon nombre de moutons, avec des liquides d'activité très variée. Ces inoculations ont causé la mort d'une certaine quantité d'animaux, quand les virus étaient peu atténués et n'ont entrainé que des pertes insignifiantes, ou ont été tout à fait inoffensives, quand l'atténuation du virus avait été portée au degré suffisant. Or tous les sujets survivants ont été soumis à des inoculations d'épreuve réitérées, avec du virus très fort ; il n'en est pas mort un seul. La double inoculation préventive exécutée avec les virus chauffés des grandes cultures atténuantes jouit donc de la propriété de communiquer une irréprochable immunité, même aux animaux sur lesquels cette double inoculation est pratiquée avec les virus amenés à leur minimum d'activité.

Soumis à l'épreuve de la contagion spontanée, les sujets y résisteraient-ils aussi bien ? Il n'y a aucune raison d'en douter. Mais c'est à l'expérience à donner la réponse. Je l'attends avec la plus grande confiance. Dès à présent, je regarde la méthode comme étant appelée à entrer dans la pratique, quoiqu'elle ne donne pas encore la même sécurité que celle des petites cultures au point de vue de l'innocuité de la double inoculation préventive.

Pour faciliter l'étude et l'exploitation de ces méthodes, je compléterai l'exposition que je viens d'en faire, par la description des procédés techniques qui n'ont pu y trouver place. Ces détails complémentaires ne seront pas inutiles aux praticiens et aux hommes de laboratoire qui voudront se livrer à l'atténuation des virus par le chauffage. Je leur éviterai ainsi les écoles que j'ai faites.

III

Technique de la préparation et de l'emploi prophylactique des cultures charbonneuses atténuées par le chauffage.

A). *De la préparation des liquides de cultures.*

Les procédés actuellement usités dans les laboratoires suffisent à tous les besoins, même à ceux des grandes cultures. J'ai dû cependant y apporter certaines modifications que je vais faire connaître.

Appareil pour la fabrication et la stérilisation des bouillons. — Ces deux opérations se font maintenant chez moi, en vue d'éviter tout accident, dans une marmite de Papin, dont la figure 1 montre les dispositions principales.

Cette marmite de forme oblongue, reposant sur quatre pieds, a une capacité de 50 litres. L'entrée, placée à une extrémité, présente des dimensions qui permettent l'introduction des plus grands flacons à cultures. Le fond est garni d'une plaque de tôle percée de trous, au-dessous de laquelle se trouve une couche d'eau, de deux centimètres d'épaisseur. C'est sur cette plaque qu'on place les récipients, non pas directement, mais par l'intermédiaire d'une planchette en bois, pour empêcher les flacons de casser au moment du refroidissement. Un thermomètre placé dans une gaine métallique rentrante permet d'apprécier la température intérieure, qui est entretenue au degré voulu à l'aide d'un régulateur fixé par un presse-étoupe.

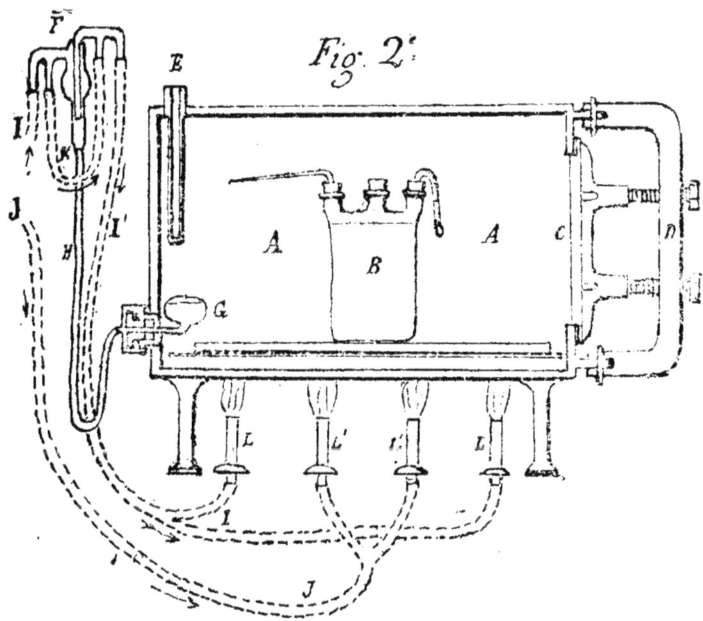

Fig. 2.

Schéma montrant en coupe la disposition de la marmite de Papin. — A,A. Cavité intérieure de la marmite. — B. Flacon contenant du bouillon à stériliser. — C. Couvercle-porte de la marmite. — D. Etrier qui sert à fixer la porte et à la fermer hermétiquement. — E. Gaine pour recevoir un thermomètre. — F. Régulateur. — G. Réservoir du régulateur. — H. Tube ascendant du régulateur. — I. Prise du gaz pour les flammes L,L, actionnées par le régulateur. — I' Tube abducteur portant le gaz du régulateur aux becs L,L. — J,J. Prise de gaz pour les flammes centrales L'L' non actionnées par le régulateur. — L.L,L',L'. Appareils de chauffage.

Régulateur de température. — Les appareils régulateurs que j'emploie sont fondés sur les relations bien connues de la tension des vapeurs avec la température dans un espace saturé. J'en ai fait construire, qui ont une grande précision et une exquise sensibilité, mais qui sont un peu compliqués, en employant comme espace saturé la chambre barométrique. Pour le réglage de la température de la marmite de Papin, et en général de tous les appareils appliqués à l'exploitation des cultures, il n'est pas besoin du vide et de la colonne barométriques. L'appareil se compose d'un réservoir cylindrique ou mieux sphérique, renfermé dans la marmite et prolongé par un tube extérieur. Ce tube est continué lui-même par un autre tube ascendant, flexible, en caoutchouc épais, dont l'extrémité porte le système de distribution du gaz, et qui permet d'élever ou d'abaisser ce système à volonté. Tout l'appareil est rempli de mercure, que surmonte, dans le réservoir, une petite quantité d'eau. Quand la colonne de mercure arrive à la hauteur qui correspond à la température voulue, il y a obturation du tube abducteur destiné à la circulation du gaz et l'échauffement ne peut ainsi dépasser cette température.

Le même appareil peut servir pour le réglage des étuves entre + 35° et + 50°, et pour celui des thermostats destinés au chauffage des spores entre + 80° et + 90°. Pour le premier cas, on remplace l'eau par l'éther. C'est l'alcool absolu qui, dans le second, fournit la vapeur dont la tension opère le réglage.

Que l'instrument soit monté à l'éther, à l'alcool ou à l'eau, il agit suivant le même principe et toujours, de la même manière. Tant que le liquide n'arrive pas au point d'ébullition, la colonne mercurielle ne monte dans le tube ascendant qu'en raison de la dilatation cubique imprimée par la chaleur au contenu de l'appareil. Mais quand la température atteint le point d'ébullition du liquide actif, l'ascension de la colonne mercurielle est due à la tension de la vapeur de ce liquide, et prend alors de grandes proportions, toujours les mêmes, quelle que soit la nature du liquide qui fournit la vapeur. D'après les tables établies par les physiciens, la course imprimée à la colonne de mercure équivaut à 38 centimètres (1/2 atmosphère) quand la température monte de 12 degrés et cette course atteint près de 76 centimètres (1 atmosphère), si la température augmente de 21 degrés. C'est donc, pour chaque degré de température en plus, une course moyenne de 3 à 4 centimètres qui est imprimée à la colonne de mercure chargée d'opérer le réglage ; on comprend la grande sensibilité et la non moins grande précision qui en résulte pour l'appareil régulateur.

Parmi les autres appareils de même destination, je n'en connais pas de plus simple, de maniment moins difficile, et de construction plus aisée. Celle-ci ne peut en rien influencer les indications de l'appareil. Quelles que soient les quantités employées pour le liquide actif et le mercure, les dimensions et l'agencement des pièces de l'appareil, le fonctionnement en sera toujours identique, puisqu'il dépend exclusivement d'un fait physique fixe et invariable, le rapport existant entre la température et la tension des vapeurs, dans un espace saturé, et que ce rapport est absolument indépendant de toute autre condition. Pour tous les appareils sans exception, le même dénivellement entre la surface du mercure dans le réservoir et le sommet de la colonne extérieure correspondera toujours à la même température. Mon appareil a cependant un vice, mais un vice quasi théorique : il est influencé par les changements qui surviennent dans la pression atmosphérique. C'est un très mince inconvénient, car on peut toujours rectifier la hauteur du sommet de la colonne mercurielle, l'élever si la pression atmosphérique baisse, l'abaisser au contraire si cette pression s'élève. D'un autre côté, ces changements de la pression barométrique, même sans aucune manœuvre rectificatrice, ne sont pas capables d'introduire des causes d'erreur bien sensibles, étant donné qu'il faudrait qu'ils atteignissent 30 à 40 millimètres pour faire varier la température de 1 degré.

L'élévation ou l'abaissement de la colonne mercurielle se fait à l'aide d'un coulissage le long d'une tige pourvue d'une échelle métrique, dont il est bon que le zéro soit placé sur la même ligne horizontale que le niveau du mercure dans le réservoir et dans le tube ascendant, à la température la plus proche du point d'ébullition et à la pression barométrique 760^{mm}. Une table indique la hauteur où doit être placé le sommet de la colonne mercurielle pour que la température atteigne le degré voulu et s'y fixe exactement. On peut aussi tracer directement sur l'échelle les indications de température. Je me suis assuré que ces indications sont tout aussi précises que celles d'un bon thermomètre

Il résulte de tout ceci que l'appareil possède à un haut degré le grand avantage de pouvoir être réglé à l'avance pour une température donnée, sans aucun tâtonnement.

Le schéma figure 1 montre la disposition du régulateur à eau adapté à la marmite de Papin.

Le schéma figure 2 est destiné à mettre en évidence une des manières d'appliquer le régulateur à éther aux étuves à température modérée.

Le schéma figure 3 représente une adaptation du régulateur à alcool au chauffage atténuant des spores dans l'eau.

Je ne donne pas ces instruments comme étant, en tous points, supérieurs à ceux qui existent déjà. Il m'a paru utile de les faire connaître parce qu'il y a des cas où ils répondent mieux que d'autres aux exigences expérimentales.

Fabrication et stérilisation du bouillon. — Pour faire le bouillon, on introduit dans des flacons à large ouverture, l'eau et la viande dans les proportions convenables pour le but qu'on se propose, soit 1/4 de chair musculaire bien dégraissée quand on veut avoir du bouillon fort, 1/6 ou même 1/8 si le bouillon léger suffit. Les flacons, imparfaitement bouchés, sont entassés les uns à côté des autres dans la marmite de Papin, où on les soumet pendant deux heures à la température de 110°. On laisse refroidir et on attend au lendemain pour extraire les flacons de la marmite de Papin. Les bouillons sont alors bien dégraissés et filtrés, puis neutralisés à la soude, filtrés de nouveau, portés à l'ébullition et filtrés une troisième fois avant d'être introduits dans les récipients destinés à leur conservation ou à leur exploitation, récipients préalablement soumis au grillage. La stérilisation complète des bouillons s'obtient ensuite par un nouveau séjour dans la marmite de Papin, où on expose les récipients pendant 1/2 heure à la température de 108°. Il peut être utile, pour se mettre à l'abri des chances de précipitation de faire précéder cette stérilisation définitive d'un chauffage d'essai à cette température de 108°.

Un autre procédé est plus communément employé dans mon laboratoire pour la préparation des bouillons forts, difficiles à obtenir sans précipité. Et d'abord, je ne crains point d'élever jusqu'à 115, 116 degrés la température pour la cuisson de la viande, afin de charger le bouillon le plus possible. De plus, après la neutralisation et la seconde filtration, le bouillon est placé de suite dans la marmite de Papin et maintenu une heure à la température + 110°. C'est le seul chauffage stérilisant qu'il subit. Quand le liquide est parfaitement refroidi et reposé, on le fait passer, par décantation, dans les récipients stérilisés qui doivent le recevoir définitivement. Ce transvasement, s'opère très rapidement. Avec les précautions d'usage, on est fort peu exposé à une contamination accidentelle du bouillon par les germes atmosphériques. Du reste, un séjour prolongé dans un thermostat à + 35° permet de s'assurer si ce liquide est vraiment pur et stérile.

De la disposition à donner aux récipients dans lesquels on conserve les bouillons stérilisés pour les distribuer dans les petits matras à culture au fur et à mesure des besoins. — J'emploie des flacons de un litre, à trois tubulures (fig. 1re B). Les deux tubulures latérales sont garnies de tubes de verre, traversant un bouchon de liège formant fermeture hermétique : l'un des tubes, étiré, recourbé et fermé à la lampe, servira à distribuer le bouillon entre les petits matras; l'autre, bouché par un tampon de coton pour le filtrage de l'air, laisse entrer celui-ci quand on extrait le bouillon du récipient. La tubulure médiane sert au remplissage du flacon ; elle est fermée ensuite par un bon bouchon de liège bien ficelé, comme les deux autres du reste, pour résister à l'excès de la pression intérieure qui, à un certain moment, dans la marmite de Papin, ferait sauter les bouchons, le refroidissement du liquide ne marchant pas aussi vite que celui de la marmite.

Quand on veut prendre du bouillon stérilisé dans un tel flacon, on brise à l'aide d'un trait de lime, et l'on flambe ensuite la pointe du tube étiré. On incline le flacon au-dessus du matras que l'on veut remplir et on laisse couler. Si l'écoulement se fait avec trop de lenteur, on l'active en soufflant dans le flacon par l'autre tubulure, à l'aide d'un tube de caoutchouc intermédiaire. L'opération terminée, on chasse le liquide qui est resté engagé dans le tube d'écoulement et l'on referme celui-ci à la lampe. Cette opération peut être répétée jusqu'à 15 à 20 fois et même davantage, jusqu'à épuisement de la provision de bouillon, et sans qu'il en résulte la moindre altération de celui-ci.

De la disposition à donner aux récipients où s'opèrent les grandes cultures. — Je l'ai déjà fait connaître ; je n'ai pas à recommencer. C'est, en somme, celle qui vient d'être décrite ci-dessus, sauf que le bouchon de la tubulure médiane est traversé par le tube plongeant qui sert à l'entrée de l'air. Quant au tube abducteur, il doit être long et fortement recourbé en bas ; on verra plus loin l'utilité de cette disposition. Les flacons à grandes cultures se remplissent et se stérilisent exactement comme les autres. (Voyez fig. 2e, 2).

B). *De la préparation de la semence.*

On sait que la semence se prépare avec une ou deux gouttes de sang de cobaye qu'on laisse tomber dans un petit matras contenant vingt grammes de bouillon stérilisé, cultivé vingt heures à $+ 43^0$ et chauffé ensuite trois heures à $+ 48^0$.

Le sang doit être pris sur un animal qui vient de mourir, avec les précautions voulues pour éviter toute contamination accidentelle. Pour cela, on étend le cadavre, le ventre en l'air, sur une planchette épaisse de liège, et on le fixe au moyen de fortes épingles enfoncées à travers les pattes. Le pelage ayant été parfaitement épousseté et brossé au grand air, on fait, sur la ligne médiane, une longue incision cutanée s'étendant de l'ombilic à l'espace intermaxillaire. La peau, détachée avec précaution des tissus sous-jacents, est maintenue écartée, à droite et à gauche, au moyen d'épingles. La surface dénudée est flambée au-dessus d'une lampe à alcool pour brûler les débris de poils ou autres particules capables d'altérer la pureté du sang que l'on veut recueillir. C'est alors qu'avec des instruments flambés, pinces, ciseaux, scalpels, on procède au dernier temps de l'opération, consistant dans l'excision du sternum et l'ouverture du cœur, où l'on va puiser le sang au moyen de pipettes stérilisées. Dans le cas où l'on n'aurait besoin d'ensemencer que deux ou trois ballons, on peut se borner à séparer l'insertion sternale des muscles pectoraux, que l'on renverse en dehors. On découvre ainsi des surfaces parfaitement dépourvues de tout germe et sur lesquelles on peut faire couler sans crainte le sang de la veine axillaire.

Il ne faut pas laisser coaguler le sang dans les pipettes. A peine recueilli, il est projeté dans les matras qu'il doit ensemencer et qu'on a eu soin de garnir, non pas avec du bouillon faible, mais bien avec la décoction de viande au quart.

C'est dans une bonne étuve d'Arsonval qu'il convient de faire la culture. Il est très facile d'y maintenir pendant vingt heures exactement la température + 43°, surtout si l'appareil est placé dans une chambre à température constante.

Quant au chauffage à + 47°, 49°, il se fait soit dans une seconde étuve d'Arsonval, soit dans une étuve

Gay-Lussac, où la température est préalablement établie à ce chiffre. Il est bon d'opérer immédiatement le transbordement de l'étuve à + 43° dans l'étuve à + 47°, 49°. C'est un chauffage qui doit se faire avec beaucoup de précision ; il convient donc de ne chauffer à la fois qu'un petit nombre de matras, trois, quatre au plus, groupés autour du réservoir du thermomètre. Celui-ci doit marquer exactement + 48°, chiffre auquel je me suis arrêté pour cette opération de chauffage.

C). *Dispositif expérimental pour les grandes cultures.*

Le grand rôle joué par le passage de l'air m'engage à donner quelques indications détaillées sur le procédé que j'emploie pour cette opération.

L'aspirateur est un vase de Mariotte en zinc fort, ayant la forme d'un cylindre long, de la capacité de 35 litres environ. Il est muni sur un de ses flancs d'un tube communiquant en verre, portant des divisions qui permettent de se rendre compte du débit. Le remplissage du réservoir se fait par le robinet d'écoulement à l'aide d'un tube de caoutchouc fixé d'autre part sur une prise d'eau. Un orifice percé au plafond du vase laisse échapper l'air et est fermé ensuite hermétiquement avec un bouchon de caoutchouc.

Le tube aspirateur est étiré en pointe assez fine, à son extrémité plongeante, qui descend jusqu'au près du plancher du réservoir. Ce tube est relié au récipient où se fait la culture, par un tube en caoutchouc, qui pénètre dans l'étuve et qui est rattaché, non pas directement au tube abducteur du récipient, mais à un petit flacon intermédiaire qui contient des morceaux de chlorure de calcium. Le tube abducteur se maintient ainsi parfaitement sec, ainsi que son tampon de coton, et l'on évite tous les in-

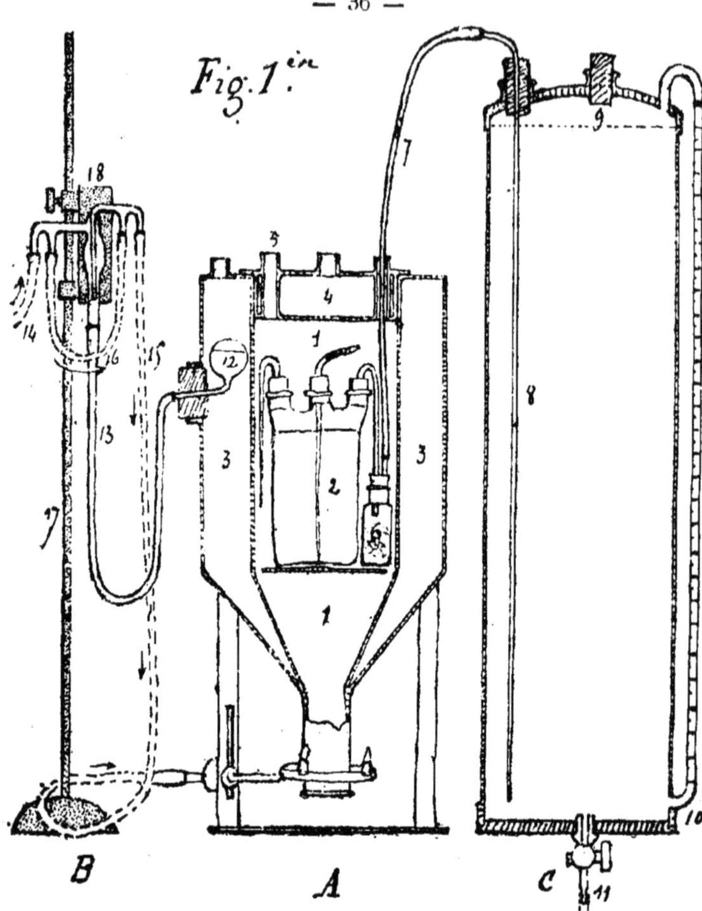

Fig. 1.

Schéma montrant en coupe la disposition du thermostat et de l'aspirateur pour les grandes cultures. — A. Thermostat formé par une étuve d'Arsonval modifiée. — B. Régulateur de température. — C. Aspirateur.

1,1 Intérieur du thermostat renfermant ,2, un flacon à grande culture. — 3,3 Cavité de la double paroi du thermostat. — 4,4 Cavité de la double paroi du couvercle. — 5 Tubulure pour l'introduction du thermomètre qui donne la température intérieure du thermostat. — 6 Petit flacon à chlorure de calcium pour le dessèchement de l'air entraîné hors du grand flacon. — 7 Tube abducteur relié au tube plongeant de l'aspirateur. — 8 Tube plongeant de l'aspirateur. — 9 Bouchon qui ferme l'aspirateur après le remplissage.- 10 Tube communiquant latéral de l'aspirateur,gradué pour la détermination de la quantité d'eau écoulée. — 11 Robinet servant d'amorce au tube d'écoulement. — 12 Réservoir à mercure du régulateur. — 13 Son tube ascendant. — 14 Prise de gaz. — 15 Tube abducteur du gaz. — 16 Sauterelle. — 17 Tige du support. — 18 Pièce à coulissage servant à élever et à abaisser le régulateur qui y est fixé.

convénients qui résulteraient de la condensation de la vapeur d'eau entraînée par l'air. Au nombre de ces inconvénients, il faut compter la contamination de la culture par le retour accidentel de cette eau de condensation à l'intérieur du grand flacon. La direction renversée de haut en bas donnée au tube abducteur contribue aussi à éloigner cet accident. Mais ce n'est pas la seule raison qui ait fait adopter cette disposition : il est bon que les trois tubes annexés au flacon fassent le moins de saillie possible, pour que l'appareil soit plus maniable et puisse être facilement introduit dans les thermostats de petites dimensions, si l'on n'en a pas d'autres à sa disposition.

J'ai dit que la quantité d'air qui passe à travers le liquide de culture doit être de un litre à un litre et demi par heure. Le réglage se fait soit en abaissant plus ou moins l'orifice d'écoulement du vase de Mariotte, soit en agrandissant plus ou moins cet orifice. C'est un tube de verre effilé, ajusté à un tube de caoutchouc, qui forme l'orifice d'écoulement : il est aussi facile de changer cet ajutage que de modifier sa position.

Le schéma fig. 2e montre l'ensemble du dispositif, avec l'étuve d'Arsonval comme thermostat.

D). *Dispositif expérimental pour les petites cultures.*

Je n'ai rien de particulier à ajouter aux indications déjà données, sinon une nouvelle recommandation très expresse d'employer des matras dont la capacité soit telle que les vingt centimètres cubes de bouillon où se fera la culture ne forment une couche ni trop mince ni trop épaisse. Si le ventre du matras a 55 millimètres environ de diamètre, la couche liquide aura à peu près 13 millimètres de hauteur. C'est ce qu'il faut.

E). *Du chauffage des liquides d'inoculation.*

Pour cette importante opération, il faut d'abord procéder à la répartition des liquides de culture entre les récipients tubulaires qui doivent servir à la distribution. C'est en effet dans ces récipients que l'on opère le chauffage.

S'il s'agit de petites cultures, l'opération est simple. Avec une pipette de la contenance de 10 centimètres cubes, on retire en deux fois de chaque matras, après avoir bien agité, le liquide qu'il contient, et chaque dose de 10 grammes est introduite dans un des petits récipients tubulaires dont il vient d'être question. On a soin, comme je l'ai déjà indiqué ailleurs, de coupler les tubes garnis avec le liquide du même matras, pour faire servir l'un à la première inoculation préventive, l'autre à la seconde.

Quant au liquide des grandes cultures, on l'extrait du flacon par le tube de sortie, en le versant directement dans les réservoirs destinés à la distribution. Ces réservoirs tubulaires sont rangés à l'avance sur un petit râtelier *ad hoc*. On a soin d'agiter assez souvent le flacon pendant cette opération de garnissage.

Les tubes de réception ont été préalablement stérilisés au feu. Quand ils sont garnis, on les ferme avec un bouchon de caoutchouc, qui a été aussi stérilisé par un séjour prolongé dans l'eau phéniquée et bien essuyé ensuite avec un linge flambé. Une anse de fil assujettit ce bouchon et l'empêche d'être chassé au moment où le chauffage développe une certaine pression à l'intérieur du petit récipient.

La marmite dans laquelle se fait le chauffage est en fer étamé. Elle a une capacité de 25 à 30 litres. C'est un de mes appareils à tension de vapeur monté à l'alcool, ou un bon régulateur Schlessing, qui maintient fixe la température de l'eau. Le régulateur est fixé aux parois de la marmite et laisse ainsi parfaitement libre la manœuvre du couvercle, qui est traversé par le thermomètre.

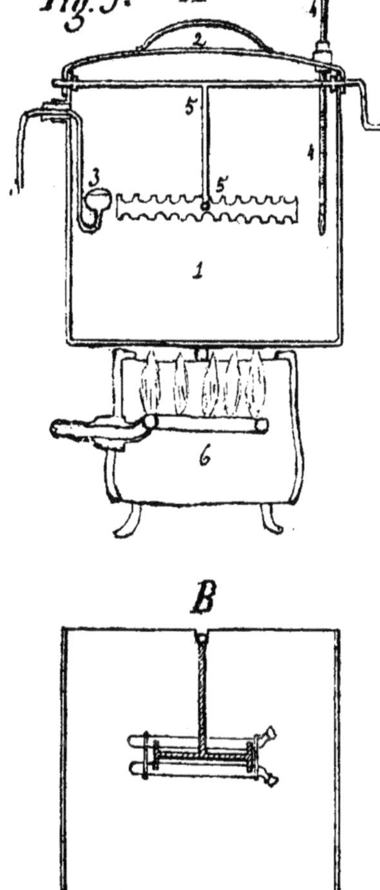

Fig. 3.

Schéma montrant en coupes la disposition de l'appareil destiné au chauffage des cultures dans l'eau. — A. Vue d'ensemble.

1. Intérieur de la marmite. — 2. Couvercle. — 3. Réservoir du régulateur. Le reste n'a pas été figuré. Voir les fig. 1 et 2. — 4. Thermomètre. — 5,5. Appareil de suspension des tubes à virus. — 6. Appareil de chauffage.

B. *Vue de profil de l'appareil de suspension montrant la conjugaison, deux à deux, des tubes à virus.*

Quand la température de l'eau est fixée au degré voulu, on enlève le couvercle, on plonge dans le liquide les tubes que l'on veut soumettre au chauffage et l'on replace le couvercle, le tout aussi rapidement que possible. Ces tubes ont été disposés à l'avance en deux couches superposées sur un petit support en forme de râtelier double, où ils sont couchés horizontalement. Sauf au niveau des échancrures du râtelier et des petites embrasses de caoutchouc qui y fixent les tubes, ceux-ci sont partout nus, libres et directement en contact avec le liquide chauffant. L'appareil est suspendu, par une tige à un axe horizontal qui repose sur le bord de la marmite, dans deux échancrures disposées *ad hoc*. Cet axe peut être mû du dehors, pour imprimer à l'appareil des mouvements de bascule alternatifs, qui entretiennent dans les tubes l'agitation que je considère comme étant favorable à l'uniformisation des effets du chauffage. On peut agir à la fois sur vingt à trente tubes, même davantage. Moins il y en a, plus vite la température se relève après l'immersion, et plus régulière est l'action atténuante de la chaleur. (Voir fig. 3, le schéma représentant l'ensemble de l'appareil de chauffage).

F.) *Des inoculations préventives.*

La technique des inoculations se réduit à si peu de chose qu'elle ne paraît pas capable de fournir matière à discussion. Il y a cependant quelques considérations intéressantes à exposer sur le sujet.

Instrumentation et manuel opératoire. — Et d'abord, au sujet de l'instrument, seringue ou lancette, qui peut être employé pour pratiquer l'opération, quel est le plus convenable ? C'est une question à laquelle on ne peut répondre d'une manière absolue, parce qu'elle dépend, dans une large mesure, d'une autre question qui sera traitée plus loin, celle de la quantité de virus qui doit être introduite dans l'économie pour produire un effet utile. Mais les deux instruments peuvent être immédiatement comparés au double point de vue de la manœuvre et du nettoyage

Avec la seringue, une seule piqûre suffit et peut être exécutée par les mains les moins exercées, puisqu'il s'agit seulement de faire pénétrer la pointe d'une canule sous la peau. Avec la lancette, les piqûres doivent être multipliées et faites avec un certain art, pour introduire la matière à inoculation dans les couches superficielles du derme; de plus, la pointe de l'instrument doit être chargée chaque fois de matière vaccinale. Au point de vue de la simplicité des manœuvres, il y a donc avantage en faveur de la seringue.

Mais le nettoyage de la lancette est incomparablement plus facile. C'est un instrument qui, à ce point de vue,donne toute sécurité.On lave,on essuie, et l'appareil est tout préparé pour une autre série d'inoculations. La seringue, au contraire, offre tant de dangers de contamination accidentelle, que M. Pasteur impose aux opérateurs l'obligation de changer d'instrument à chaque nouvelle série d'opérations. Il est pourtant possible de nettoyer parfaitement soi-même les seringues qui servent aux inoculations, mais ce n'est pas sans perte de temps. Dans mon laboratoire, toutes les inoculations de sang de rate, qui ont été faites depuis plus d'un an, tant avec virus forts qu'avec virus atténués, et le nombre en est vraiment considérable, ont été exécutées avec les mêmes instruments, au nombre de trois d'abord,quatre ensuite. Je ne prétends pas qu'il ne se soit jamais produit de contamination accidentelle. Mais dans tous les cas où les inoculations ont eu lieu sous ma surveillance directe,il n'y a pas eu le moindre accident.

Deux mots sur la construction des instruments. Je me sers de la seringue du modèle ordinaire, dont le corps de verre est soudé, à la glu marine, à la garniture métallique, sans bavures intérieures, de manière que la cavité de la seringue soit dépourvue de toute aspérité où pourraient s'accrocher les germes. De plus, l'entrée du corps en verre est légèrement évasée par un rodage qui facilite l'introduction du piston. C'est, en effet sur la facilité du démontage et du remontage de la seringue que sont établis les procédés à l'aide desquels on exécute les nettoyages qui purifient l'instrument.

On commence par faire passer une quantité d'eau assez considérable à travers la canule en remplissant et vidant plusieurs fois le corps de pompe. Cette manœuvre opère un premier nettoyage d'ensemble, et a surtout pour but de chasser de la canule, tous les éléments virulents qui pourraient rester adhérents aux parois. Puis le piston est sorti du corps de la seringue, brossé d'abord dans tous les sens à l'eau phéniquée et tenu ensuite sous un robinet d'eau courante où le brossage se continue, tantôt à la surface de glissement des deux cuirs, et dans la rainure qui les sépare, tantôt sur la face opposée après renversement complet de ces deux cuirs. Ce brossage sous l'eau courante, étendu aux autres parties du piston, ne laisse subsister aucun germe sur l'organe auquel il est appliqué.

Pendant le temps consacré à ces opérations, on peut laisser la canule dans l'eau bouillante, pour en assurer davantage la désinfection.

Pour remonter l'instrument, les cuirs du piston étant ramenés à leur position normale, on place celui-ci à l'entrée du corps de pompe tenu verticalement de la main gauche et, avec l'index, on l'y maintient légèrement couché, tandis que les doigts de la main droite le font tourner sur son axe, en redressant peu à peu l'angle qu'il forme avec le corps de pompe. Cette petite manœuvre aide singulièrement au remontage de l'appareil. Le nettoyage est parachevé par un nouveau passage d'eau pure à travers la seringue et la canule. Quand l'instrument est égoutté, il est tout prêt à servir pour une nouvelle série d'inoculations.

Ce nettoyage doit toujours se faire *immédiatement* après qu'on vient de faire usage de la seringue. Si celle-ci n'était pas nettoyée de suite, les agents virulents restés adhérents au piston, pourraient en se développant s'insinuer dans des interstices où ils seraient difficilement atteints par la brosse et l'eau courante. On peut, par surcroît de précaution, réitérer le nettoyage de la seringue avant de s'en servir de nouveau.

Quantité de virus à employer. — L'influence de la quantité sur les effets des virus inoculés a été, de ma part, l'objet de nombreuses études. Si certains virus, à leur plus haut degré d'activité, paraissent agir avec une même énergie dans tous les cas, sur les sujets doués d'une réceptivité normale, même avec les plus faibles quantités mises en jeu, il est prouvé que d'autres virus, dans les mêmes conditions, sont d'autant moins dangereux qu'ils sont employés en plus petite quantité. Le fait a été très nettement établi par mes expériences et pour le virus du charbon emphysémateux, dit charbon symptomatique, et pour celui de la septicémie gangréneuse. J'ajoute que, parmi les virus de la première catégorie, il en est pour lesquels il est facile de constituer des conditions propres à faire apparaître l'influence de la quantité. Ainsi, pour le sang de rate, mes expériences ont parfaitement démontré que le virus fort appliqué à des sujets de faible réceptivité, comme les moutons de l'Algérie, a d'autant plus de chance d'agir avec énergie et de tuer les sujets que la quantité employée est plus considérable. Réciproquement, les virus atténués, appliqués à des sujets de réceptivité parfaite, sont plus inoffensifs quand ils sont employés à petites doses.

C'est l'inoculation à la lancette qui introduit dans l'économie animale, le moins d'éléments virulents. Aussi, est-ce avec ce procédé qu'on a le plus de chance d'éviter les accidents. Mais il est certain que l'immunité ainsi créée est de faible résistance. Dans mes expériences de contrôle sur la méthode d'atténuation de M. Toussaint, (chauffage du sang virulenlt), j'ai été presque toujours heureux, tant à la première et à la seconde inoculations préventives qu'à l'inoculation d'épreuve avec le virus fort. Mais celui-ci (sang virulent), était comme le sang atténué, inoculé à la lancette. Plus tard, au lieu d'employer ce procédé, j'ai inoculé le virus fort à la seringue, à la dose de deux ou trois gouttes, et j'ai eu bon nombre de décès.

Avec l'inoculation à la seringue, par injection sous-cutanée, la quantité de virus introduite dans l'économie animale est toujours plus grande ; c'est une considération dont il faut tenir compte quand on cherche à donner au virus l'atténuation convenable. Avec celle que je communique au virus de mes petites cultures et dont les conditions sont dès maintenant suffisamment fixées, il suffit comme je l'ai déjà dit, de deux gouttes de liquide pour chaque inoculation préventive sur le mouton, quatre gouttes sur le bœuf : je n'ai pas à développer ce point davantage.

De l'espace de temps qui doit séparer les deux inoculations préventives. — M. Pasteur fait les inoculations à 15 jours d'intervalle, est-ce trop ou trop peu ? J'ai eu l'occasion de dire que le terme de un mois, convient peut-être aussi bien, sinon mieux. J'étais guidé en émettant cette opinion par le souvenir de ce que j'ai observé sur les moutons algériens auxquels j'ai fait des inoculations multipliées : en maintes circonstances, j'ai constaté que, si les effets locaux de la première inoculation (engorgement ganglionnaire), ont été très marqués, ils sont loin d'avoir disparus au bout de 15 jours. Sans conseiller expressément un mois d'attente pour pratiquer la seconde inoculation, je crois qu'on peut fort bien ne pas se presser de l'exécuter le 15e jour.

Du degré respectif d'atténuation des deux liquides employés pour les inoculations. — Est-il nécessaire que la deuxième inoculation soit pratiquée avec un virus très sensiblement plus fort que le premier? Evidemment, l'immunité acquise dans ces conditions est plus solide; mais il faut se garder de croire que si la différence d'activité des deux virus n'est pas assez prononcée, il ne puisse résulter de la seconde inoculation aucun renforcement d'immunité. Il m'a été démontré, dans plusieurs expériences, que si les deux inoculations successives sont pratiquées avec des liquides également atténués au degré voulu pour être inoffensifs, l'immunité communiquée est beaucoup plus forte après la seconde inoculation qu'après la première. Aussi, loin d'accentuer l'écart des chiffres ci-devant donnés pour le degré de chauffage auquel il faut soumettre les cultures destinées à la pratique de la double inoculation, serais-je plutôt disposé à rapprocher ces chiffres encore davantage.

En ce qui concerne les petites cultures, que rien n'empêche plus de devenir d'un usage courant, je n'hésite pas à employer le chauffage à + 80° pour la première inoculation et à + 78° pour la seconde. Quant aux grandes cultures, si le chauffage d'essai me donnait le chiffre + 84° pour l'atténuation du premier liquide, ce serait le chauffage à + 82° qu'il faudrait imposer au deuxième liquide, suivant les principes émis ci-devant; mais s'il fallait varier, ce serait plutôt en plus qu'en moins, en sorte que le chauffage à + 83° serait préférable au chauffage à + 81°.

www.ingramcontent.com/pod-product-compliance
Ingram Content Group UK Ltd.
Pitfield, Milton Keynes, MK11 3LW, UK
UKHW021036180726
13838UKWH00004B/1829

9 782329 477008